CHOLÉRA-MORBUS.

CONSEILS HYGIÉNIQUES

A SUIVRE

POUR S'EN PRÉSERVER ;

PAR P.-A. ENAULT,

DOCTEUR-MÉDECIN, MEMBRE DE LA COMMISSION DE SALUBRITÉ ÉTABLIE
A PARIS, DE LA SOCIÉTÉ DE MÉDECINE PRATIQUE, CORRESPONDANT
DE LA SOCIÉTÉ LIBRE D'ÉMULATION DE ROUEN, ETC., ETC.

AU PROFIT DES INDIGENS.

PRIX : 1 FRANC.

PARIS.

A.-J. DÉNAIN, LIBRAIRE-ÉDITEUR,

RUE VIVIENNE, N° 16.

1831.

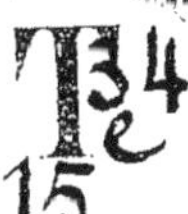

CHOLÉRA-MORBUS.

IMPRIMERIE DE FÉLIX LOCQUIN,
RUE NOTRE-DAME-DES-VICTOIRES, N° 16.

CHOLÉRA-MORBUS.

CONSEILS HYGIÉNIQUES

A SUIVRE

POUR S'EN PRÉSERVER;

PAR P.-A. ENAULT,

DOCTEUR-MÉDECIN, MEMBRE DE LA COMMISSION DE SALUBRITÉ ÉTABLIE
A PARIS, DE LA SOCIÉTÉ DE MÉDECINE PRATIQUE, CORRESPONDANT
DE LA SOCIÉTÉ LIBRE D'ÉMULATION DE ROUEN, ETC., ETC.

AU PROFIT DES INDIGENS.

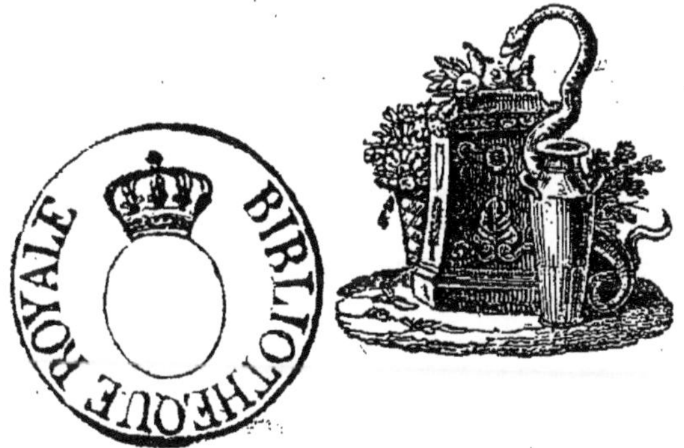

PARIS.

A.-J. DÉNAIN, LIBRAIRE-ÉDITEUR,

RUE VIVIENNE, N° 16.

1831.

Ces conseils ne s'adressent point aux médecins; ils connaissent trop bien la matière que nous traitons, pour que nous osions nous permettre de les leur offrir. Nous n'avons point non plus la prétention de rien apprendre au Gouvernement, qui s'occupe en ce moment de toutes les précautions désirables que prescrit *l'hygiène publique*. Nous nous bornons à présenter à nos concitoyens quelques instructions tirées de *l'hygiène privée*, de cette science qui enseigne à chacun les moyens propres à conserver sa santé, et à se préserver des maladies.

Nous parlerons des moyens les plus propres à se préserver du choléra-morbus, sans rien préjuger sur sa contagion ou sa non-contagion, quoique nous soyons porté à croire que, comme beaucoup d'autres affections, il peut devenir contagieux lorsqu'il règne épidémiquement sur de grandes masses d'individus. Les précautions que prennent en ce moment tous les Gouvernemens contre l'invasion de cette maladie, telles que les cordons sanitaires, les quarantaines, la désinfection des objets venant des pays suspects, nous font croire qu'il revêt au moins quelquefois ce caractère. Aussi les conseils que nous exposerons auront trait en même temps au choléra-morbus épidémique et au choléra-morbus contagieux.

CONSEILS HYGIÉNIQUES

A SUIVRE

POUR SE PRÉSERVER

DES

MALADIES ÉPIDÉMIQUES ET CONTAGIEUSES,

ET EN PARTICULIER

DU CHOLÉRA-MORBUS.

« Les médecins sont, dans les états policés, les sentinelles naturelles des maladies contagieuses et épidémiques (1). » Leür tâche ne doit point se borner à éclairer les magistrats sur les moyens sanitaires les plus efficaces à mettre en usage pour s'opposer à l'invasion de semblables fléaux ; il ne suffit point non plus, lorsque la contagion a franchi les limites du territoire, qu'ils donnent les secours les plus prompts et les mieux dirigés aux personnes qu'elle a frappées ; ils doivent encore, dans ces momens de calamités, protéger

---

(1) Fodéré, *Médecine légale.*

celles qu'elle menace, en leur disant à quelle source et comment on peut puiser les meilleures précautions contre les atteintes de la maladie, C'est ce dernier point que nous traiterons exclusivement; trop heureux si le succès répond à notre zèle et à ce vœu tant de fois exprimé, que la médecine devrait s'attacher encore plus à prévenir les maux qu'à les guérir!

Ainsi, nous ne chercherons pas à expliquer la nature de l'influence sous laquelle s'est développée l'affection dont le nom retentit dans toute l'Europe; on la rapporte tantôt à certaines conditions de l'atmosphère, à des émanations putrides, à des miasmes qui la vicient; tantôt à des animalcules du dernier ordre qui s'attachent à l'homme, et inoculent le germe de l'épidémie. Nous n'ignorons pas que plusieurs observateurs recommandables ont déjà penché pour cette dernière opinion. Qu'il nous soit permis cependant de douter encore de ce mode de transmission, jusqu'à ce que des faits nombreux, recueillis avec soin et sans prévention, ne laissent plus rien à désirer à cet égard.

Sydenham, qui, par son immense talent d'observation, a justement mérité le surnom d'*Hippocrate anglais*, rapporte les différentes épidémies de choléra-morbus et autres maladies qui ont ravagé plusieurs fois l'Angleterre, à une constitution secrète de l'atmosphère. C'est vainement qu'il a cherché dans les différens phénomènes météorologiques des diverses années la cause de la dissemblance de ces affections. Très-souvent il a remarqué que de constitutions atmosphériques tout-a-fait semblables, naissaient des maladies bien opposées. Que penser d'après cela, sinon qu'on ne peut pas expliquer toujours telle ou telle épidémie par les qualités sensibles de l'air, comme la chaleur, le froid, la sécheresse, l'humidité, etc.? On est donc obligé de supposer un agent nuisible, occulte, insaisissable, *sui generis*, répandu dans l'atmosphère. Ce que nous venons de dire de la nature des miasmes épidémiques s'applique également à celle des principes contagieux.

Mais de ce qu'on ne peut pas apprécier la nature des influences épidémiques et contagieuses; de ce que les recherches des hommes les plus éclairés sont restées *peut-être* sans résultat à cet égard, gardons-nous cependant de conclure avec nos pères que ces maladies sont autant de fléaux devant qui toute puissance humaine doit céder. Loin de nous ces idées propres à rendre stationnaires les progrès de l'intelligence humaine et à jeter l'alarme et le découragement; il suffit de

parcourir les annales des peuples , pour se con-
vaincre que les épidémies les plus meurtrières
ont été refoulées à mesure que la civilisation s'est
avancée. Grâce à ces progrès et à la sollicitude
des magistrats et des médecins philanthropes ,
notre belle France est tellement assainie par le
desséchement des marais, la construction des ca-
naux, le soin qu'on a pris d'éloigner des villes
les établissemens d'où s'échappent des vapeurs
délétères, par l'élargissement et le nettoiement des
rues, etc., que son sol est certainement moins
favorable aujourd'hui à recevoir comme à faire
naître ces épidémies terribles qui la désolaient
autrefois, et qui déciment encore des populations
étrangères. Cet immense bienfait, nous le devons
à l'application des grands préceptes de l'hygiène.
C'est là que les Gouvernemens trouvent une des
bases les plus solides de la prospérité publique,
comme c'est dans l'observation de ses règles par-
ticulières que chacun doit puiser pour lui-même
les moyens de se garantir contre les atteintes des
maladies.

Moyens préservatifs (1).

S'il est un moyen efficace de se soustraire aux principes des épidémies contagieuses, c'est, sans contredit, l'éloignement des lieux où elles exercent leurs ravages. Mais souvent des considérations domestiques puissantes retiennent étroitement chacun dans ses foyers, ou bien il arrive que la maladie occupe un tel espace de pays, qu'elle marche tellement vite, qu'on ne peut sortir à temps de sa sphère d'activité. Lorsque l'éloignement devient impraticable, et qu'on est forcé de rester au milieu de la contagion, un autre moyen de s'en préserver se présente : nous voulons parler de l'isolement entier dans sa maison : il joint à l'avantage d'une exécution fa-

---

(1) Après avoir exposé ses idées sur la nature du choléra-morbus, dans une lettre qu'il vient de faire parvenir à l'Académie de médecine de Paris, M. Barbier d'Amiens propose d'avoir recours au sulfate de quinine, comme moyen préservatif de cette maladie. Il pense que quelques grains de ce sel, pris le matin à jeun, peuvent remplir cet objet. Déjà plusieurs médecins russes avaient signalé le quinquina comme propre à garantir des atteintes du choléra-morbus.

cile celui de jouir d'un succès généralement certain. Cependant, lorsque l'épidémie sévit pendant plusieurs mois, qu'elle est stationnaire, il est quelquefois impossible de se soumettre rigoureusement à cette mesure; des affaires indispensables peuvent exiger impérieusement que l'on sorte de chez soi : dans ce cas que nous avons prévu, on ne saurait trop s'entourer de toutes les précautions dont nous allons parler.

L'air du matin est ordinairement le moins insalubre; on choisira de préférence ce moment de la journée pour vaquer à ses occupations extérieures. Il serait plus dangereux de sortir le soir, surtout pendant la nuit, lors des brouillards épais; les vapeurs étant condensées par l'abaissement de la température, et contenant sous un même volume plus de principes morbifères, on en absorberait davantage dans un temps donné, que lorsque la chaleur du soleil les a raréfiées. Il nous suffira de dire que la pluie, en se précipitant vers la terre, recueille et disssout facilement les miasmes qui étaient tenus en suspension dans l'air, pour que l'on se garde bien de la recevoir sur ses vêtemens.

On devra éviter avec le plus grand soin de communiquer avec les individus atteints de la contagion, même d'entrer dans les maisons qu'ils habitent, de traverser les rues et les quartiers où on les saura réunis en grand nombre, comme aussi de se promener près des cimetières, des cloaques, des égouts, des voiries, des flaques d'eau stagnante, des puisards infects, etc., surtout sous le vent qui charrie les miasmes s'élevant sans cesse de ces lieux. On ne devra ni courir, ni marcher trop lentement, encore moins s'arrêter. Ces extrêmes seraient évidemment nuisibles, l'un en faisant arriver dans les poumons de trop grands volumes d'air, l'autre en laissant ces organes trop long-temps exposés à l'influence de cet agent.

Lorsqu'on sera sorti de sa maison, «il faudra tenir sur sa bouche et sous le nez de temps en temps un linge mouillé d'eau chlorurée (1), ou bien respirer souvent du chlorure pur contenu dans un flacon (2). » Ce moyen serait indispensable si l'on était obligé de visiter quelque cholérique. Nous devons faire observer qu'il faudrait éviter avec le plus grand soin de toucher le ma-

---

(1) Labarraque, *Instruction sur l'emploi du chlorure d'oxide de sodium.*

(2) La dose de chlorure qu'il conseille est de quinze à vingt gouttes de chlorure d'oxide de sodium dans un verre d'eau.

lade.; même de s'en approcher de trop près, ainsi que d'éviter tout contact avec les objets qui l'environneraient, tels que couvertures, rideaux de lit, etc. ; l'on ne séjournerait dans sa chambre que le moins de temps possible. En réfléchissant que les poumons et la peau absorbent constamment les miasmes morbifères et les germes de la santé, on sera convaincu de l'importance de cet avertissement. Nous indiquerons plus bas quelques-unes des précautions à prendre en rentrant chez soi.

Le local qu'on aura choisi pour s'isoler devra, autant que possible, être vaste, propre, bien aéré, situé à un étage supérieur. Si l'on voulait ouvrir les croisées pour renouveler l'air, il faudrait que ce ne fût qu'un instant le matin. Le soir, la nuit, pendant les brouillards, lorsqu'elles sont sous le vent, on doit les tenir fermées avec le plus grand soin. Dans les temps humides, nous recommanderons d'entretenir constamment échauffées et la chambre à coucher, et la pièce où l'on se tiendra habituellement le jour (1).

---

(1) Les feux, surtout les feux clairs qu'on emploie quelquefois pour désinfecter, n'ont pas la propriété de détruire les miasmes; ils ne peuvent que les chasser, au moyen du courant d'air qu'ils établissent.

Le passage subit du chaud au froid, quand on ne prend aucune précaution pour s'en garantir, est une des causes les plus communes des maladies graves, même dans les temps ordinaires. La suppression de la transpiration, le refoulement des forces à l'intérieur, et le trouble qui en résulte dans les autres fonctions, ne sauraient donc être évités avec trop de soin. Souvent, par suite de cette imprudence, on a vu naître des coliques, des diarrhées, même des choléra-morbus *sporadiques* (1). En ne perdant jamais de vue que des maladies étrangères à celles qui règnent épidémiquement se revêtent quelquefois des caractères de celles-ci, on sentira qu'il est de la plus haute importance d'entretenir l'harmonie dans les fonctions.

Plus les individus sont réunis en grandes masses, plus l'air au milieu duquel ils sont placés est vicié et contient de principes morbifères. Assez de causes que nous ne pouvons pas éviter agissent continuellement sur nous dans les temps d'épidémies, sans nous exposer encore volontairement à celle-ci. En conséquence, nous conseillons

---

(1) Qui n'attaquent que quelques individus, indépendamment des influences épidémiques.

de s'éloigner des assemblées nombreuses, des théâtres, des bals, etc., ou de n'y assister que le moins de temps possible.

Nous ne finirons point ce chapitre sans parler d'un moyen préservatif que nous ne saurions trop recommander, et que, pendant tout le temps où l'on a à redouter les contagions, on devrait généralement employer : c'est l'assainissement de l'air des maisons à l'aide du chlorure d'oxide de sodium préparé d'après le procédé de M. Labarraque. Nous allons extraire de l'instruction qu'il a répandue la manière de l'employer dans ce cas (1).

« Si l'on habite un pays mal sain ou menacé

____

(1) C'est l'illustre Guyton-Morveau qui le premier a démontré et prouvé qu'en mettant les miasmes, de quelque nature qu'ils soient, en contact avec le chlore, on parvenait à les priver de l'un de leurs principes constituans (l'hydrogène), et à les transformer en une substance inerte, incapable d'exercer aucune influence nuisible. Le premier essai qu'il fit, en 1773, dans les caves sépulcrales de l'église Saint-Étienne de Dijon, infectée par l'exhumation des cadavres, et le second dans un hopital où régnait une fièvre contagieuse, furent si heureux, que depuis le chlore a été généralement employé, non-seulement en France, mais en Angleterre et dans plusieurs autres pays étrangers.

de l'approche d'une maladie contagieuse..... on tiendra constamment dans sa chambre à coucher deux assiettes, dans lesquelles on mettra chaque jour un petit verre à liqueur de chlorure avec cinq ou six fois son poids d'eau. On aura soin de placer au moins une semblable assiette dans chaque pièce de l'appartement, et préférablement près des fenêtres et des portes, afin que l'air, en s'introduisant, se purifie ou se charge d'émanations chlorurées aqueuses. Toutefois, si ce ne sont plus seulement des craintes, mais un mal réel, l'invasion d'une maladie qui fait de nombreuses victimes...., il faut augmenter le nombre d'assiettes dans les chambres, en placer près des croisées qu'on garnira de rideaux en grosse toile humectée avec de l'eau chlorurée, de manière à forcer l'air de tamiser au travers de ces canevas très-clairs. Auprès des portes, on tiendra des cuvettes bien évasées et remplies d'eau chlorurée; en dehors de ces portes, on devra faire deux à trois fois par jour des arrosages avec de l'eau contenant un quarantième de son poids de chlorure. Si l'on habite une maison vaste, à l'entrée et sous la porte cochère, il y aura un grand vase contenant de l'eau chlorurée. »

« Si l'on habite une maison moins opulente, il sera toujours essentiel de placer un semblable

vase près de la porte d'entrée, et l'on fera de fré-
quens arrosages dans le couloir et dans les escaliers
qui conduisent aux appartemens. »

Le vinaigre transformé en vapeurs, dont on se
sert assez généralement comme moyen désinfec-
tant, nous paraît bien inférieur au chlorure
d'oxide de sodium. Cet acide est trop faible pour
détruire les principes des miasmes.

Nous en dirons autant des fumigations aroma-
tiques que l'on obtient par la combustion des
baumes, des résines, de certaines plantes, par la
volatilisation du camphre, la vaporisation du vinaigre des quatre-voleurs, etc.; cependant, comme
elles ont, par l'odeur dont elles remplissent l'atmosphère, la propriété d'exciter l'organisme et
de s'opposer ainsi jusqu'à un certain point à l'absorption, nous conseillons d'en faire usage, lorsqu'on n'aura pas de chlore à sa disposition.

Si l'on peut fuir loin des foyers de l'épidémie,
il faudra établir sa résidence dans le lieu le moins
favorable à son invasion. Nous pensons que les
habitations situées sur le penchant d'une colline,
à l'abri des vents dominans, éloignées des villes,
des vallées étroites, des marais, appelés avec
raison *les plaies infectes de la terre*, près des
bois ; enfin que celles qui sont le mieux isolées,
devront être choisies de préférence à celles qui

seraient placées dans des conditions opposées. Il nous paraît presque inutile de recommander de ne pas communiquer avec les personnes qu'on saurait venir des lieux infectés.

Chez tous les peuples civilisés, la propreté du corps et des objets destinés à le couvrir a été recommandée comme un puissant moyen d'entretenir la santé; par elle, en effet, les fonctions de la peau s'exécutent plus librement, et l'on a moins à craindre de l'absorption des miasmes morbifères que contiennent les vêtemens, dont la malpropreté doit être considérée comme un véritable foyer d'infection : c'est surtout dans les temps où l'on a à redouter de grandes contagions, qu'il faut redoubler de soin à cet égard. Les bains devront être d'un usage plus fréquent; ils favorisent la transpiration en même temps qu'ils débarrassent la peau des corpuscules qui s'y déposent constamment; les bains chlorurés surtout seront fort utiles (1). Les frictions faites immédiatement après, soit avec une flanelle, soit avec une serviette chaude, ne devront pas être négligées.

Plusieurs fois par jour, et surtout lorsqu'on

---

(1) On prépare ces bains en y ajoutant six onces de chlorure d'oxide de sodium. (Labarraque, ouvrage cité.)

sera obligé de sortir, il sera utile de se laver le visage et les mains avec l'eau chlorurée, de s'en rincer la bouche et d'en jeter quelque peu sur ses habits (1). Ces mêmes précautions devront être sévèrement observées en rentrant chez soi. « Il faudra asperger les hommes ou les choses venant du dehors avec de l'eau chlorurée, ou bien les tenir enfermés pendant une heure dans une pièce fréquemment arrosée, soit avec de bon chlorure de chaux étendu d'eau, soit avec du chlorure d'oxide de sodium (2). »

Dans les temps de contagion, la nature des tissus dont on se couvre n'est pas indifférente; les vêtemens qui conviennent le moins sont ceux de laine et les fourrures: il est bien reconnu que les miasmes s'y attachent beaucoup plus facilement, et y adhèrent davantage que sur les tissus de toute autre matière. Les habits, les pantalons, les bonnets de drap surtout à longs poils, les chapeaux de feutre, les bas et les gants de laine ou de poil d'angora, les fourrures seraient

---

(1) Cette eau chlorurée se prépare comme nous l'avons indiqué ci-dessus, c'est-à-dire, en mettant dans un verre d'eau quinze à vingt gouttes de chlorure d'oxide de sodium.

(2) Labarraque, ouvrage cité.

donc nuisibles, particulièrement à ceux qui, par état ou autrement, fréquenteraient les maisons ou établissemens où régnerait la contagion. Les tissus serrés de soie, de toile de lin lustrée, et de préférence le taffetas vernissé, pourront les remplacer avantageusement dans les saisons chaudes, ou les recouvrir en hiver.

De quelque manière qu'on se revête, on apportera le plus grand soin à soustraire autant que possible toutes les parties du corps au contact de l'air. Les habits seront tenus exactement boutonnés jusqu'en haut. La tête et les mains devront être bien recouvertes. Par la même raison, nous conseillerons aux femmes de faire usage de caleçons.

Lorsque les habits auront été mouillés par la pluie ou autrement, il faudra bien se garder de les laisser sécher sur son corps; les miasmes qu'ils pourraient avoir recueillis seraient alors facilement absorbés par la peau. Nous ne saurions même assez recommander de se débarrasser de ses vêtemens chaque fois que l'on rentrera chez soi, qu'ils soient mouillés ou non, et de les étendre aussitôt dans un endroit, un placard par exemple, où l'on placerait un vase rempli de liqueur chlorurée préparée comme nous l'avons dit ci-dessus.

Si les épidémies et les contagions qui les compliquent sont souvent causées par certaines conditions de l'atmosphère ; elles se développent aussi quelquefois sous l'influence d'une mauvaise alimentation : les camps, les vaisseaux, les villes assiégées nous ont offert une foule d'exemples de cette vérité; que de populations ont été dévorées par des maladies qui ne reconnaissaient pas d'autre cause ! La nourriture est donc aussi un point essentiel de l'hygiène qu'il faudra surveiller sans cesse.

Les alimens simples, de bonne qualité, devront être recherchés. On rejettera avec soin les viandes avancées ; elles ne pourraient que déterminer dans l'économie des effets nuisibles. Il faudra varier la nourriture et l'emprunter de temps en temps au règne végétal; manger avec sobriété, même des choses les plus légères, à plus forte raison de celles qu'on aura reconnues être d'une digestion difficile, et qui développent dans l'estomac et les intestins une fermentation nuisible, annoncée par des vents, des coliques, la diarrhée, quelquefois aussi le vomissement. On a vu assez souvent le choléra-morbus se déclarer à la suite des excès de table. C'est ici le lieu de signaler à l'attention certaines substances chez lesquelles on a cru reconnaître la propriété de développer cette affection; ce sont les œufs de brochet, de barbeau, ceux de la lotte, et les fruits acerbes qui n'ont pas acquis une maturité suffisante. Nous dénoncerons même le melon et les prunes, lorsqu'ils sont mangés hors de mesure. Le beurre, la graisse et les huiles rances peuvent devenir également nuisibles.

De même que les alimens, les boissons devront être le sujet d'une attention constante : si les boissons aqueuses facilitent la digestion lorsqu'elles sont prises dans des proportions raisonnables, leur excès amène des résultats contraires, en débilitant l'estomac, et, par suite, l'économie entière. Ce n'est pas lorsque l'on a besoin de toutes ses forces pour lutter contre des influences pernicieuses, qu'il faut en diminuer la somme.

Le vin, uni à une quantité suffisante d'eau, sera, sans contredit, préférable à toutes les boissons dont on peut faire usage. Uu peu de vin pur, surtout pour les personnes qui en ont l'habitude, devra couronner le repas. Nous en dirons autant des liqueurs de table ; ce n'est que contre l'intempérance que nous nous élevons, persuadé qu'elle serait funeste dans une épidémie de choléra-morbus.

Nous ne parlerons de l'eau que pour engager à la puiser à la source la plus pure. Nous nous garderons bien de la conseiller aux personnes qui font habituellement usage de vin trempé; elle pourrait, nous le répétons, débiliter et déranger l'équilibre des fonctions de l'estomac, si nécessaire à l'entretien de la santé. (On peut rendre potables et claires les eaux les plus infectes et les plus bourbeuses, en les filtrant à travers la poudre de charbon de bois.)

Beaucoup de personnes, quand elles se trouvent dans les chambres des malades, lorsque quelque objet affecte désagréablement leur vue ou leur odorat, sentent affluer sympathiquement la salive dans la bouche en plus grande quantité que de coutume; comme ce liquide pourrait contenir alors quelque miasme en dissolution, nous devons avertir du danger qu'il y aurait de l'avaler.

On a cru remarquer que les divers émonctoires, soit naturels, soit artificiels, tels que les ulcères, les cautères, les vésicatoires, concouraient aussi à préserver de la contagion. Il nous suffit qu'on ait eu quelque raison de le soupçonner, pour que nous avertissions les personnes qui en porteraient de se garder de les supprimer dans les circonstances dont nous nous entretenons.

Enfin, on devra éviter avec soin l'excès dans les plaisirs de l'amour. Leur abus, en même temps qu'il affaiblit considérablement le corps, le jette dans les convulsions, et le dispose, comme tout ce qui énerve les forces physiques, à contracter la contagion.

Dans ces momens, toutes les passions tristes devront, s'il est possible, être soigneusement écartées; la faiblesse dans laquelle elles plongeraient le corps, le trouble des diverses fonctions qu'elles y feraient naître, le disposeraient promptement à l'infection ou à la contagion qu'on veut éviter. Ainsi la crainte, le découragement, le désespoir, etc., seraient autant de voies qu'on leur préparerait. Il faudra donc soutenir son courage, et, confiant dans les grandes et salutaires mesures que prendront les magistrats chargés de la conservation des peuples, vivre comme si l'on n'avait rien à redouter ni pour soi ni pour les siens. « Le courage donne la faculté de résister aux causes de destruction, même à celles qui agissent insensiblement, telles que les maladies contagieuses. On a dit avec raison qu'il était un sûr préservatif de ces affections; et lorsqu'elles sont développées, il est encore la condition la plus heureuse pour leur guérison. Il est rare qu'un individu courageux en soit frappé, et plus rare encore qu'il en périsse (1). » Nous ne saurions

____

(1) Rostan, *Cours élémentaire d'hygiène.*

trop insister sur l'avantage immense que chacun pourra trouver dans la tranquillité de l'âme. C'est à elle bien plus qu'à l'habitude de vivre dans le foyer des maladies, que tant de médecins ont dû d'échapper aux contagions les plus meurtrières au milieu desquelles ils remplissaient leurs pénibles fonctions.

Quelques médecins ont avancé que la *contagion* n'attaquait que ceux qui s'y trouvaient disposés par un état, une condition particulière du corps, et qu'elle n'était point transmissible par le contact, soit médiat, soit immédiat, des personnes ou des objets infectés. En admettant cette hypothèse, on n'en doit pas moins prendre les précautions les plus scrupuleuses indiquées par l'hygiène, et propres à prévenir ou à combattre cette aptitude à contracter une maladie devenue épidémique. Ainsi les conseils que nous offrons à nos concitoyens seraient toujours applicables, quand bien même le choléra-morbus ne serait pas contagieux.

Peut-être nous objectera-t-on que ces conseils ne sauraient être mis en pratique par toutes les classes de la population. Nous savons que les malheureux qui manquent des choses les plus nécessaires à la vie, abandonnés à eux-mêmes, seraient privés de la plupart des moyens que nous proposons; mais le Gouvernement qui veille sans cesse sur tous, et dont la sollicitude s'étend spécialement sur les classes pauvres, ne leur ferait pas attendre ses secours. Nous nous plaisons à croire qu'il serait efficacement secondé dans sa philanthropie par la bienfaisance des riches. Dans ces temps de calamités, c'est aux gens opulens, qui tremblent pour eux-mêmes et pour leur famille, à prévenir les besoins de ceux que la détresse accable. Nous les verrions, n'en doutons pas, s'empresser d'offrir à l'indigent les moyens d'assainir sa demeure, lui procurer des alimens, des vêtemens sains, concourir enfin de tout leur pouvoir à détruire la contagion, si jamais elle se présentait; qu'ils soient bien persuadés qu'en aidant le malheur, ils travailleraient efficacement dans l'intérêt de leur propre conservation.

www.ingramcontent.com/pod-product-compliance
Ingram Content Group UK Ltd.
Pitfield, Milton Keynes, MK11 3LW, UK
UKHW021709090726
13657UKWH00005B/2135